# DES LÉSIONS DU FOETUS

# A LA SUITE DE L'EXTRACTION

DANS

## LES PRÉSENTATIONS DE L'EXTRÉMITÉ PELVIENNE

SOIT PRIMITIVES, SOIT CONSÉCUTIVES A LA VERSION

AVEC UN COURT APERÇU DES DIVERSES MÉTHODES D'EXTRACTION [1]

## PAR CARL RUGE

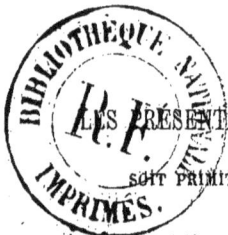

L'auteur, dans un court historique, commence par signaler la rareté [des observations tant au point de vue exclusivement clinique qu'au point de vue médico-légal, et, après avoir rappelé que les uns, comme Scanzoni, Kiwisch, Lange, Spœth, Braun, considèrent l'extraction comme inoffensive, tandis que les autres, comme Wigand, Jörg, Hohl-Nægele, Martin, etc., la regardent comme capable de déterminer des lésions fœtales, cite, comme ayant particulièrement insisté sur ce point, les noms de Ahlfeldt, Schatz, C. Rokitansky, et surtout de Rubensohn (Dissertation inaug., Berlin, 1867).

Entrant ensuite immédiatement en matière, Ruge signale que « parmi les lésions qui n'ont été signalées que rarement, et que l'on rencontre pourtant après l'extraction, on constate, outre des

---

(1) Extrait de la *Zeitschrift für Geburtshülfe und Frauenkrankheiten* (Edouard Martin et Henri Fasbender, Stuttgard, 1875), par M. le docteur Charpentier, professeur agrégé à la Faculté.

Les tractions mécaniques tendent à se répandre dans la pratique obstétricale ; nous croyons être utile aux praticiens en leur montrant tous l dangers que présente l'emploi de la force dans les accouchements.

*(Note de la Rédaction.)*

épanchements sanguins dans la région cervicale, des hémorrhagies dans les muscles, dans le tissu cellulaire qui les entoure, et
de véritables lésions musculaires, altérations qui ne sont pas absolument rares, et qui se rencontrent précisément de préférence
au cou après l'extraction. Il s'agit de déchirures qui, quelquefois,
se limitent à quelques fibres isolées des muscles, se reconnaissent
facilement au microscope et sont habituellement accompagnées
de petites ruptures vasculaires, mais qui d'autres fois envahissent
des parties plus étendues, déterminent de grands épanchements
sanguins dans les muscles et peuvent même, quoique très-rare-
ment, conduire à la déchirure complète de ces muscles. Les parties de ces muscles qui sont atteintes frappent, à l'autopsie, par
une coloration plus ou moins rouge bleuâtre et par une tumé-
faction plus ou moins considérable, surtout si on les compare
avec les parties normales intactes, qui ont au contraire un aspect
pâle.

A l'extérieur, ces lésions se traduisent rarement par une tumé-
faction bien nette ; tout se borne en général à une coloration
bleuâtre, grisâtre, de la peau, lorsque la lésion musculaire s'ac-
compagne d'extravasations sanguines dans le tissu sous-cutané,
extravasations qui, suivant leur étendue, entraînent des troubles
fonctionnels comme Fasbender en a cité un exemple dans le cas
rapporté plus bas (*Beitræge zur Geburtshülfe und Gynæcologie*,
Berlin, 1873, Bd. II, S. 170, ff). Fasbender observa chez un enfant, après l'accouchement, un hæmatome gros comme un œuf
de pigeon, qui était situé au-dessus de la clavicule droite. Cet
hæmatome disparut peu à peu, mais au début il entraîna, par
compression du plexus nerveux, une paralysie du bras droit. Ce
cas est des plus rares, et très-intéressant au point de vue médico-
légal.

Quant à ce qui concerne la marche de ces affections, il va de
soi que, lorsqu'elles sont peu prononcées, elles guérissent spontanément sans inconvénient notable. Dans les cas plus graves,
les cicatrices qui en résultent conduisent plus tard à des troubles
fonctionnels, en particulier pour les muscles sterno-cléido-mas-
toïdiens, qui entraîneraient, suivant Dieffenbach, le torticolis
(caput obstipum). Je pourrais aussi rappeler les observations de
Wegscheider, qui, d'accord avec Fasbender sur les lésions du
sterno-cléido-mastoïdien signalées à la Société obstétricale de
Berlin, constate que nombre d'enfants atteints de torticolis (caput

obstipum) sont nés en présentation de l'extrémité pelvienne.
Enfin, au lieu de guérisons plus ou moins complètes, de la résorp-
tion, on peut voir survenir de véritables inflammations, des sup-
purations, des abcès à la suite des grands épanchements sanguins.
C'est ainsi que j'ai observé dernièrement un enfant qui présentait
sur le bord gauche de la mâchoire et à l'angle du maxillaire un
abcès gros comme un œuf de poule, siégeant au-dessus du sterno-
cléido-mastoïdien, et dont le point de départ était vraisemblable-
ment dû à une de ces lésions.

Le lieu d'élection de ces lésions a surtout son siége dans les
muscles du cou et de la poitrine, mais pas exclusivement. Au
cou, c'est surtout le muscle sterno-cléido-mastoïdien qui, soit
des deux côtés, soit d'un seul côté, présente des lésions plus ou
moins prononcées. Souvent c'est la portion sternale seule qui est
prise dans une étendue plus ou moins considérable, tantôt la
moitié supérieure, tantôt la moitié inférieure du muscle.

Outre l'épanchement sanguin dans le tissu cellulaire ambiant,
on observe sur la clavicule, comme dans le céphalæmatome, un
épanchement entre le périoste et l'os (sans rupture osseuse). Des
lésions analogues se rencontrent dans les autres muscles du cou,
sur le pectoral, le grand dorsal, les génio-glosses, etc., etc., ainsi
que dans les muscles des membres inférieurs.

La production de ces lésions musculaires, notamment celles
du sterno-cléido-mastoïdien, est surtout due aux manœuvres
employées dans les présentations de l'extrémité pelvienne. Mais
on voit aussi, quoique plus rarement, de semblables lésions dans
le cas de présentation de l'extrémité céphalique, à la suite des
applications du forceps ou du céphalotribe.

Skrczka, dans deux cas (Fasbender, etc., etc., O), a signalé
cette lésion comme produite par les seuls efforts de la matrice
dans une présentation céphalique. Il s'appuie pour cela sur la
bosse sanguine, ce qui, si la présentation céphalique était réelle,
n'en est pas moins extrêmement rare.

Quant au raccourcissement congénial du sterno-cléido-mastoïdien (Dieffenbach, Strohmeyer), je ne l'ai pas rencontré jusqu'à présent, et je considère comme un premier point que les
altérations de ce muscle sont surtout *acquises* et dues aux lésions
préexistantes.

Sur à peu près soixante-quatre cas d'extraction, j'ai observé
dix-huit fois ces lésions musculaires.

Un autre point qui, dans les traités classiques, me paraît traité trop incomplétement, et qui a une grande importance au point de vue de la vie de l'enfant, c'est l'épanchement sanguin dans d'autres organes, et en particulier dans les cavités du corps. Ainsi une hémorrhagie dans la cavité abdominale, dont on ne peut souvent pas découvrir directement ou du moins sans difficulté notable l'origine, provient fréquemment de la rupture d'un épanchement sanguin qui, dans quelques cas, s'était fait au-dessous de la capsule du foie, ou de la capsule des reins, transformées en une grosse poche sanguine, accident qui, causé par la présentation de l'extrémité pelvienne, a été aggravé par l'extraction. A ces faits s'ajoutent ceux d'épanchements dans la cavité crânienne, surtout après la déchirure des sinus, puis les épanchements rétropleuraux le long de la colonne vertébrale dans le cas de rupture de cette colonne, les épanchements dans la cavité pleurale, etc., etc.

Quant aux fractures, leur siége, leurs variétés sont connues. Parmi les solutions de continuité qui sont souvent confondues avec elles, nous devons signaler le décollement des épiphyses, qui est plus fréquent que les vraies fractures. Fractures et décollements des épiphyses sont souvent confondus avec les luxations ; c'est ce qui fait que ces dernières semblent si fréquentes. Parmi les décollements épiphysaires qui n'ont pas été signalés d'une façon spéciale, et qui ne manquent pas d'intérêt pratique, il faut citer celui qui se produit à l'extrémité sternale de la clavicule, et qui se rencontre précisément avec la déchirure de la portion sternale du sterno-cléido-mastoïdien. Un autre fait relativement très-fréquent, c'est le décollement des épiphyses entre la partie écailleuse de l'occipital et la partie articulaire appartenant à la portion basilaire de l'os. Schrœder est le seul qui l'ait signalé récemment, et malgré son importance au point de vue de la vie de l'enfant, cette lésion n'est pas notée dans les livres classiques comme une des suites immédiates de l'extraction. Du reste, cette lésion peut aussi se produire dans les présentations de l'extrémité céphalique, lorsqu'il existe un bassin rétréci.

Le décollement, dans les cas légers, peut se borner à une séparation unilatérale, qui s'étend tout au plus jusqu'à la ligne médiane, détermine un épanchement sanguin insignifiant et n'entraîne aucun déplacement. Ces degrés légers se rencontrent très-fréquemment après les opérations obstétricales et ne présentent qu'un intérêt purement anatomique. Ce n'est que dans les décollements plus étendus que l'écaille de l'occipital est poussée au-dessus de la partie cartilagineuse de l'articulation, en dedans et en bas, et vient, outre l'épanchement sanguin qui rétrécit encore l'espace, et qui habituellement pourtant ne se fait pas dans la cavité crânienne, compromettre la vie de l'enfant en comprimant la moelle épinière. Dans les cas les plus prononcés, on comprend que la moelle peut subir une attrition complète. Dans un cas où l'extraction fut pratiquée après une version rendue nécessaire par une rupture spontanée de l'utérus survenue dans un bassin rétréci dont le conjugué avait environ 8 centimètres, et fut fort difficile (l'enfant, gros garçon, pesait plus de 3000 grammes), le diamètre longitudinal du *foramen magnum*, par suite du déplacement en bas et en avant de l'écaille de l'occipital, se trouvait réduit d'environ 5 centimètres.

Comparativement à ces lésions observées sur l'occipital (huit fois sur soixante-quatre cas, à des degrés divers), les ruptures dans la suture, entre l'os pariétal et l'écaille du temporal, sont rares si l'on n'y fait pas rentrer les lésions produites par les instruments. Nous n'en avons observé qu'un seul cas ; il s'agissait d'une femme accouchant pour la quatrième fois (conjugué ext., 17,5 ; conjugué diagonal, 10,5), qui avait toujours eu des accouchements difficiles (forceps, céphalotribe). La tête était restée la dernière (il y avait insertion vicieuse du placenta).

A côté de ce décollement des épiphyses, qui, comme on le voit, se rencontre souvent, on observe des fissures des os du crâne, des fractures, qui, sur l'occipital, peuvent s'accompagner de déchirure du sinus transverse.

Jusqu'à quel point peut-on considérer les hémorrhagies cérébrales comme des lésions consécutives à l'extraction ? C'est un fait que je laisserai de côté, en me bornant pourtant à constater leur fréquence relative. Mais nous avons observé dans la substance cérébrale de véritables apoplexies, depuis l'apoplexie capillaire jusqu'au volume d'un œuf de pigeon, et cela peut servir à ceux qui, d'accord en cela avec Cruveilhier, les ont signalées. Ils se présentent sous forme de petits ou de gros hæmatomes de la dure-mère, notamment dans la faux du cerveau, comme les épanchements sanguins qui se font entre le péricrâne et les os (céphalæmatomes) après les accouchements ordinaires. La formation des céphalæmatomes est fréquente dans les présentations de l'extrémité pel-

vienne. (Dans nos tableaux, ces dernières lésions, à cause de
l'incertitude qui règne sur leur production à la suite des opérations obstétricales, ne sont pas comptées.)

Les ruptures de la colonne vertébrale ne sont pas aussi rares
qu'on pourrait le croire d'après ce que l'on trouve dans les auteurs. Sur soixante-quatre cas, nous avons observé huit fois ce
genre de lésion. Il n'est même pas besoin de vices de proportion
extrêmement prononcés pour les constater et les expliquer. Sur
huit cas, nous en avons observé six sur des enfants normaux ou
même au-dessous de la normale, c'est-à-dire de 3 300 à 925 grammes, deux fois chez des enfants au-dessus de la normale, c'est-
à-dire deux enfants de 4 400 et 4 885 grammes, et, sur les huit
cas, les commémoratifs nous donnent les mères comme ayant
cinq bassins normaux et deux bassins rétrécis. Dans un cas, les
dimensions du bassin sont restées inconnues, et, sur les deux bassins
rétrécis, les enfants étaient, le premier, d'une grosseur normale,
3 317 grammes, et le second ne pesait que 2675 grammes.
Les ruptures peuvent donc se rencontrer chez les enfants avant
terme comme chez les enfants à terme, chez les enfants bien
développés comme chez ceux qui sont incomplétement développés. On a même observé des doubles ruptures.

Je parle ici des ruptures, et sous ce nom je désigne les dis-
jonctions de la colonne vertébrale qui se font exclusivement dans
la substance d'une vertèbre et au niveau de la ligne épiphysaire.
(Nous avons par conséquent déjà signalé cette lésion plus haut.)
Les vertèbres se comportent en réalité comme un canal osseux,
ce que l'on peut facilement démontrer chez les animaux, puisque
chez eux les épiphyses s'ossifient de bonne heure et que cela peut
ainsi en imposer. Chez l'homme cela ne se fait que plus tard. Je
pourrais aussi me mettre en opposition avec l'opinion de Kölliker
(*Handbuch der Gewebelhere*, 5e édit., 1867, 191-196), qui range
dans l'appareil ligamenteux le cartilage qui se trouve au-dessus
du corps vertébral.

Je n'ai observé ni entorse ni luxation des vertèbres, ni rupture des disques ligamenteux, ni bon nombre d'autres lésions
qui sont admises.

Ahlfeldt décrit dans son cas de rupture des vertèbres thora-
ciques la disjonction de deux vertèbres, tandis que, d'après moi,
ce n'est habituellement qu'une seule vertèbre qui est divisée en
deux parties. Schrœder, chez un enfant un peu avant terme, a

vu la colonne vertébrale brisée au niveau de la quatrième vér-
tèbre cervicale, lésion qui, comme il le dit, ne se produit que
dans les rétrécissements très-prononcés et est très-rare. «Fracture»
est du reste une expression qui ne répond pas complétement à
l'altération anatomique.

Que dans la rupture de la colonne vertébrale les ligaments de
cette colonne (ligament vertébral antérieur) soient aussi déchirés,
cela se comprend de soi. La déchirure isolée du ligament vertébral antérieur est très-rare et doit être considérée comme le premier degré de la rupture. J'ai eu une fois occasion de l'observer.
Au-dessous d'un épanchement sanguin gros comme un grosschen,
qui recouvrait le point déchiré, le ligament vertébral antérieur,
au-dessus de la troisième vertèbre dorsale, était déchiré oblique-
ment dans une étendue de 5 centimètres, les extrémités par en
haut et surtout par en bas visiblement retroussées et la couche
de tissu conjonctif fibreux adhérente aux os détachée.

Ordinairement, les ruptures des vertèbres se limitent au corps
vertébral proprement dit. Une disjonction totale embrassant
l'arc vertébral est rare. On voit bien plutôt arriver des ruptures
doubles. Au fond du point rompu apparaît presque régulière-
ment la moelle recouverte par un extravasat sanguin. Cette lésion
naturellement est extrêmement grave. Pourtant il semble que la
guérison pourrait être encore possible, ainsi qu'il résulte du cas de
Ahlfeldt, dans lequel l'enfant vécut huit jours.

Quant aux tiraillements et aux déchirures de l'appareil ligamenteux, on les rencontre très-souvent en des points isolés.
Ainsi, par exemple, dans un cas, l'articulation du coude gauche
présentait une déchirure presque totale de sa capsule, et les surfaces articulaires étaient écartées de plusieurs centimètres. Au
début, cette lésion au palper faisait croire à un décollement des
épiphyses dans l'extrémité inférieure de l'humérus. On rencontre
des distensions violentes, des déchirures de l'articulation de la
mâchoire, de l'articulation sterno-claviculaire, etc., et nous
avons signalé les déchirures des ligaments de la colonne verté
brale. La moelle elle-même, par le fait de la déchirure, ne semble
pas souffrir autant que l'on pourrait le croire d'après les auteurs.
Elle est directement compromise dans les ruptures de la colonne
vertébrale ou dans la séparation de l'écaille occipitale qui, en se
déplaçant, vient la comprimer ; elle peut même subir l'attrition,
comme nous l'avons déjà signalé plus haut.

Les luxations sont beaucoup plus rares qu'on ne le supposerait si l'on s'en rapportait aux auteurs. Les luxations du fémur suites d'opération seraient extrêmement rares. Sur trois cents autopsies d'enfants nouveau-nés, je n'ai pas observé une seule vraie luxation. Les luxations de l'articulation de la mâchoire, dont l'existence a été surtout constatée par Rokitansky, sont, comme toutes les autres luxations, très-rares (voyez *Verhandl. der Gesellschaft für Geburtshülfe in Berlin*, cah. 10, séance du 27 février 1857). Gurlt dit même dans son rapport sur les lésions intra-utérines du squelette fœtal, avant et pendant l'accouchement, considérées au point de vue obstétrical et médico-légal : « Les lésions du squelette fœtal consistent presque exclusivement dans des lésions de continuité des os ou des fractures complètes ou incomplètes, quoique les lésions de contiguïté, les luxations, puissent aussi être congéniales. Mais presque jamais elles ne sont dues à un traumatisme, et dans l'immense majorité des cas elles sont dues à des altérations de forme dans les surfaces articulaires. »

Mais nous montrerons tout à l'heure que des lésions de la mâchoire inférieure, fracture, décollements au niveau de la symphyse qui unit les deux moitiés de la mâchoire, peuvent aussi exister avec ou sans déchirure des parties molles. Rokitansky ne les a jamais rencontrées. Mais, pour peu qu'il y ait disproportion entre le bassin et le fœtus (par exemple hydrocéphalie modérée), cela peut donner lieu aux déchirures les plus considérables de la peau ainsi que des parois de la cavité buccale. Pourtant cette disproportion même n'est pas nécessaire. Chez un garçon de 1 415 grammes, long de 24 à 38 centimètres, on trouva, après une version pratiquée chez une femme accouchant pour la septième fois et dont le bassin était normal, une déchirure des lèvres partant de l'angle de la bouche, et un décollement de la symphyse de la mâchoire inférieure (voyez tableau I, 8). De plus, chez un garçon (hydrocéphale) de 3 430 grammes, long de 45 à 62 centimètres (tableau I, 27), on trouva, outre différentes autres lésions, un décollement de la symphyse de la mâchoire inférieure, de grandes déchirures de la muqueuse et du tissu musculaire de la bouche, rupture des génio-glosses. Un cas analogue est cité tableau I, 44, dans lequel une fracture de la mâchoire fut constatée avec de grandes déchirures des parties molles. Ces lésions observées dans ces trois cas sont niées par beaucoup d'auteurs,

comme par exemple par Veit (*Greifswalder medic. Beïträge*,
vol. II, cah. 1, 1863 ; voyez Rubensohn, etc., etc., O., S. 8). « Je
n'ai jamais observé de lésions de la mâchoire, de l'angle ou du
plancher de la bouche, et j'ai vainement cherché dans les auteurs
des preuves suffisantes de pareils accidents lorsque les procédés
employés avaient été modérés. » Il faudrait donc mettre ces accidents non au compte de la méthode, mais à celui de l'opérateur.
Mais cela ne prouve pas la non-existence de ces lésions. (Nombre
d'hémorrhagies buccales chez les nouveau-nés doivent être attribuées moins à la déglutition d'une certaine quantité de sang
qu'à des hémorrhagies provenant des points déchirés.) On n'est
généralement pas disposé à publier ces faits malheureux, de là
leur rareté.

Je pourrais encore signaler tout particulièrement un autre
accident, le décollement par violence de la symphyse sacro-iliaque,
qui s'explique par la pression violente exercée sur le bassin fœtal
et par les tractions pendant l'extraction. L'idée que le bassin
fœtal, à cause de sa compressibilité, est destiné à subir des pressions (Hohl), doit donc être acceptée sous toutes réserves. Nous
avons pu constater trois fois ce genre de lésion (tabl. I, 33, 39, 29),
et pour peu qu'on y réfléchisse, on comprendra l'influence que cette
lésion peut avoir plus tard, notamment dans le sexe féminin.
Cela peut entraîner des obliquités, des rétrécissements du diamètre oblique, qui auront des résultats d'autant plus marqués
que le bassin sera déjà par lui-même irrégulier. Dans le cas de
rupture violente de la symphyse, lors de la guérison il se pro-
duira facilement une fusion intime qui pourra empêcher le dé-
veloppement de la partie affectée, et même cela pourra plus tard
donner lieu à une véritable ankylose. Dans les travaux publiés
sur les rétrécissements obliques du bassin, qui sont déjà si nom-
breux et si importants, on n'a pas insisté particulièrement sur
cette étiologie. On peut comprendre la facilité avec laquelle cette
rupture de la symphyse sacro-iliaque peut se produire, si l'on se
rapporte au précepte donné dans quelques manuels de tirer, dans
l'extraction, vigoureusement sur le siége, jusqu'à ce que les
épaules apparaissent. Comme, en général, une forte compression
s'associe aux tractions énergiques, la symphyse sera ainsi également soumise à une puissante épreuve.

Si maintenant nous jetons un coup d'œil sur les tableaux qui
servent d'appendice à ce travail, nous voyons que les variétés de

lésions qui se rencontrent souvent, et celles qui sont rares, se présentent bien comme nous l'avons signalé plus haut pour chacune de ces variétés. Nous voyons quelles sont celles qui surviennent le plus souvent après la version et celles qui surviennent le plus facilement dans les présentations de l'extrémité pelvienne. De plus, on peut remarquer combien est grande la proportion des enfants qui, à l'autopsie, présentaient des lésions, fait qui est bien propre à contredire l'opinion des auteurs et en particulier de ceux qui sont partisans de la manœuvre de Prague, qui considèrent comme insignifiant le nombre des lésions après l'opération ou même nient complétement leur existence (voyez la thèse de Rubensohn).

Si nous faisons abstraction des enfants atteints d'hydrocéphalie, parce que nous pourrions considérer chez eux la production des lésions comme trop facile, si nous éliminons de même ceux atteints d'hydropisie sanguine et naturellement de lésions produites par les instruments (ils ne sont pas comptés dans nos tableaux), nous avons à peu près, sur soixante-trois cas, trente-huit enfants présentant des lésions plus ou moins prononcées et même des doubles lésions. Sur quarante-deux enfants extraits par le siége après la version, et chez lesquels l'autopsie a été pratiquée, et sur vingt et un extraits dans des présentations primitives de l'extrémité pelvienne, onze présentaient des lésions.

Si nous analysons les vingt-sept cas de version d'une façon générale par rapport aux rétrécissements du bassin, ces vingt-sept cas comportent à peu près également des enfants normaux au-dessus ou au-dessous de la normale, et nous trouvons huit bassins rétrécis, huit normaux ; puis huit enfants au-dessous de la normale (990 à 2 608 grammes) dans les cas où il n'y avait aucune disproportion entre le bassin et l'enfant, et dans trois cas rien de spécial n'est à noter. Cette proportion, qui se rencontre également pour les présentations de l'extrémité pelvienne, est bien propre à montrer le danger de l'extraction, puisqu'on ne peut pas considérer la disproportion de volume et de capacité comme la cause unique des lésions, car dans les cas de bassin rétréci les enfants étaient au-dessous de la normale.

Si de plus nous considérons chaque lésion par rapport aux rétrécissements du bassin, nous trouvons sur huit ruptures de la colonne vertébrale :

Cinq bassins normaux, un inconnu, deux rétrécis ;

Deux très-gros enfants (4 400 et 4 885 grammes) ;

Six normaux, 3 110 à 3 307 grammes ;

Six au-dessous de la normale, 925 à 2 675 grammes.

Il est donc difficile d'admettre que les ruptures de la colonne vertébrale dépendent exclusivement des rétrécissements du bassin, surtout, puisque dans ces bassins rétrécis on a trouvé un enfant normal, 3 307 grammes, et un au-dessous de la normale, 2 675 grammes ; même dans les cas des deux très-gros enfants, il ne semble pas qu'il y ait eu disproportion exagérée.

Les dépressions, fissures, fractures de la voûte crânienne, après la version, sont surtout notées chez les enfants normaux avec des bassins rétrécis ; sur six cas, tous les bassins étaient rétrécis tandis que les enfants semblaient normaux (3 165 à 3 925 grammes).

Les fractures de la clavicule se partagent à peu près également entre les proportions normales et anormales ; on trouve, en effet, sur six cas, trois bassins rétrécis, deux normaux, un bassin inconnu. Trois enfants sont normaux, 3 537 grammes ; un pèse plus de 3 900 ; un, 3 800 ; un inconnu.

Les fractures de l'humérus, du fémur, de la mâchoire semblent survenir surtout dans les bassins normaux et chez des enfants normaux et petits. Sur huit cas, on rencontre quatre bassins normaux, deux rétrécis, un inconnu.

Nous venons de montrer en peu de mots combien est grand le nombre des enfants atteints de lésions plus ou moins sérieuses, et de prouver que l'on ne peut pas considérer les rétrécissements du bassin ou le volume exagéré des enfants comme étant la cause exclusive de ces lésions. On comprend donc parfaitement à quel danger l'enfant se trouve exposé pendant l'extraction. (De là le conseil de Jörg qui veut que l'on extraye seulement l'enfant jusqu'aux épaules, et que l'on abandonne ensuite l'expulsion à la nature. D'après lui, les résultats seraient les mêmes qu'après les applications de forceps.)

Nous basant donc sur les preuves anatomiques, nous devrons nous abstenir de l'extraction toutes les fois qu'elle ne sera pas absolument indiquée, et distinguer très-nettement entre la version et l'extraction. Quoique les lésions ne soient pas toujours mortelles, elles doivent toujours faire écarter l'idée d'une intervention, et ce sont précisément les plus dangereuses qui sont à la charge de l'extraction. L'opinion que les lésions se produisent pendant la version est une opinion trop absolue et à laquelle on a donné beaucoup trop d'importance.

Nous devrons de plus nous servir de la méthode qui laisse le plus de chances à l'enfant. Il s'agira donc surtout de la méthode d'évolution céphalique, et seulement à l'aide de la main.

A propos des méthodes d'évolution, nous nous bornerons à parler brièvement des méthodes suivantes :

1° Traction sur le tronc, les membres, épaules, etc.;

2° Traction sur le tronc, etc., avec abaissement de la face au moyen des doigts introduits dans la bouche ou appliqués sur la fosse canine ;

3° Soulèvement de l'occiput, abaissement de la face combiné avec l'expression sagement pratiquée (Martin Kristeller).

La première et la deuxième variété se rapportent à la manœuvre de Prague et au procédé de Veit et de Smellie (procédé de Smellie modifié), procédé que Schrœder, dans ces derniers temps, recommande par-dessus tous comme *exempt de dangers*. La traction sur le tronc a été signalée comme sans danger et acceptée d'après les statistiques favorables de Scanzoni par les adhérents à sa méthode. Lange, il est vrai, dans son livre, dit : « On ne doit exercer aucune traction exagérée, » mais il ajoute que (dans le cas de traction exagérée) l'avantage dans ces cas fâcheux est que la tête, étant plus abaissée, se trouve mieux en position d'être saisie par le forceps, remarque qui enlève aux commençants toute crainte contre les tractions non exagérées. Le danger de la manœuvre de Prague est, d'après lui, exagéré : « Il n'a jamais, à l'autopsie, trouvé rien qui puisse parler contre la traction sur les épaules. On ne trouve jamais que ce que l'on rencontre dans la compression du cordon » (voir 104-105).

Schrœder, qui, comme il l'a déjà signalé dans sa dernière édition, préfère la manœuvre de Smellie et Veit à la manœuvre de Prague, conseille en plus l'adjonction de pressions extérieures. Veit a le mérite, dit Schrœder (p. 290), d'avoir tiré cette manœuvre de l'oubli et d'avoir déterminé son emploi général. *Cette manœuvre*, dit-il, *peut être exercée avec une force telle que la tête franchit le promontoire en conservant une forte dépression.* C. Rokitansky le jeune, qui défend l'opinion de Vienne, accepte, comme cela ressort des remarques signalées à propos des lésions de l'enfant, le fond de ce qui a été dit précédemment et cherche, par des expériences sur le cadavre des nouveau-nés, à démontrer pour ainsi dire l'immunité des enfants contre les lésions. Hüster conseille le procédé de Veit et de Smellie et rejette la manœuvre de Prague.

Le point capital de la troisième méthode consiste dans la tentative de placer la tête dans le bon diamètre du bassin (Smellie), en essayant la rotation de la tête, le soulèvement de l'occiput et l'abaissement de la face. Qu'après la version, par exemple, l'extrémité du conjugué vraie et celle du diamètre droit de la tête se rapprochent plus ou moins et même coïncident, c'est là un fait qui a déjà été constaté nombre de fois. C'est en effet un phénomène qui, après la version, n'est pas si rare, que Rokitansky le jeune le signale, et qui donne lieu surtout au décollement de la portion écailleuse de l'occipital et de la partie articulaire, comme cela résulte du crâne décrit spécialement à propos de cette variété de lésion (voyez 74).

Il y a des cas où les tractions énergiques sur le tronc ne parviennent pas à abaisser la tête, où le forceps ne peut rien, et dans lesquels la tête sort spontanément ou après la moindre manœuvre exercée directement sur elle.

Cette méthode, évidemment, dans les bassins très-rétrécis, ne peut suffire à triompher de l'obstacle par le simple engagement rationnel de la tête, mais l'extraction de l'enfant ainsi obtenue ne compromet dans ce cas aucun organe ou partie du corps. L'expression vient apporter son secours. L'expression pratiquée progressivement et vigoureusement conduit souvent plus vite au but qu'une forte traction sur le tronc. Cette combinaison a été conseillée par E. Martin et surtout plus tard par Kristeller et autres. Quelques auteurs ne la signalent pas.

Que l'expression puisse être dangereuse, comme Schatz le suppose, cela est vrai ; mais les lésions à la suite de l'expression se produisent lorsqu'il y a engagement vicieux de la tête, et que l'expression est pratiquée sans redressement préalable de la position, ou lorsque la force exprimante est exercée dans une fausse direction et précipitamment.

Si donc nous considérons les trois méthodes de dégagement, je crois que c'est à la dernière que nous devons nous arrêter, d'après les considérations anatomiques, puisque notre expérience nous montre que l'on peut souvent, après des tractions même modérées, constater des lésions considérables. La traction est avant tout la cause qui entraîne les dangers de l'extraction, et presque toutes les lésions semblent être dues exclusivement à la traction (sauf fractures de clavicule).

La troisième méthode est donc celle qui, d'après nous, est la plus inoffensive, quoique dans le cas de disproportion très-considérable elle ne mette pas à l'abri des lésions ; de même, d'un autre côté, tous les cas d'extraction avec lésion ne peuvent pas être mis au compte des deux premières méthodes. Quelques lésions, comme la fracture du bras, les dépressions, etc., doivent être attribuées au défaut de proportion du bassin.

Que la méthode d'expression ait ses dangers, c'est ce que nous avons déjà dit, et ce qui résulte d'un cas (20 avril 1874) dans lequel la tête d'un enfant du poids de 3150 grammes, et dont la circonférence présentait les dimensions considérables de 38 centimètres, extraite par l'expression, présentait une déchirure du sinus transverse et une diastase entre la portion écailleuse de l'occipital et l'articulation.

Nous préférons néanmoins la troisième méthode combinée pour éviter les dangers des deux autres. Lorsque la tête s'engage convenablement, l'emploi raisonné de la méthode d'expression est le meilleur et le plus sûr moyen de dégager la tête. Nous pouvons donc, et j'insiste sur ce point, conseiller en première ligne une méthode qui *à priori* seulement semble déjà meilleure, puisque les recherches comparatives exactes, précises, entre les méthodes à propos des causes des lésions ne sont pas encore faites (j'ai laissé de côté dans les tableaux les observations sur les modes opératoires), puisqu'une exécution incomplète ne peut permettre un jugement exact, et qu'il n'a pas été possible de toujours établir la variété du dégagement de l'enfant. Seule une recherche exacte dans ce sens, combinée à une statistique précise de la mortalité, pourra permettre de décider la question.

Il serait difficile, dit Rokitansky le jeune, d'établir la preuve d'un traitement précis par la statistique des cas en question. Si pourtant, comme à la Maternité de Berlin, et depuis quelques années aussi dans d'autres établissements, l'on faisait l'autopsie de tous les enfants mort-nés, on pourrait facilement, dans chaque observation, trouver une raison suffisante pour décider la chose, et même dans d'autres établissements il se rencontrerait des matériaux suffisants pour élucider le fait. Dans les cas qui ont été à notre disposition, les différentes méthodes ont été employées (souvent, il est vrai, la traction sur les épaules avec abaissement simultané de la face), puisque ces cas sont tirés de la Polyclinique et de la Maternité. La mutation des chefs de clinique dans la Maternité entraîne la variété plus ou moins grande des méthodes. Et nous aurions évidemment eu une proportion pour cent plus favorable si tous les cas fâcheux n'affluaient pas dans la clinique, cas dans lesquels ordinairement déjà différentes tentatives d'opération ont été faites, et dans lesquels il faut tenir compte des circonstances extérieures plus défavorables.

Puissent, en opposition avec ces méthodes d'extraction si discutées, être apportées des observations qui permettent de décider d'une façon inoffensive cette question si importante pour la mère et l'enfant, et puissent contribuer à cette décision ce travail et des observations anatomiques prises sans opinion préconçue!

TABLEAU I. *Lésions produites dans l'extraction après la version.*

| NUMÉROS. | LONGUEUR ET POIDS DE L'ENFANT. | SEXE. | BASSIN DE LA MÈRE. | LÉSIONS. |
|---|---|---|---|---|
| 1 | Avant terme. | M. | 2e accouchem 35 ans. Bassin normal. | Fracture de l'humérus gauche. |
| 2 | A terme. | M. | 2e acc. 30 ans. Conj. vrai, 7,4. | Fracture du pariétal. |
| 3 | ». | F. | 3e acc. 20 ans. Bassin normal. | » |
| 4 | 30 à 34 cent. 1820 gramm. | M. | 1er acc. 24 ans. Conj. ext., 19 | Fracture du fémur. Décollement de l'épiphyse supérieure du tibia. |
| 5 | 3537 | M. | Conj. ext., 17,5. Conj. diag. 10,5. | Fracture de l'occipital. Rupture du sinus longitudinal. |
| 6 | » | M. | » | Fracture de la clavicule. |
| 7 | 4390 | M. | 4e acc. facile. Conj. ext., 19. | » |
| 8 | 1415 | M. | 7e acc. 27 ans. Bassin normal. | Décollement de l'épiphyse de la mâchoire. Plaie de la lèvre. Rupture du sinus longitudinal. |
| 9 | 31-46 1815 | M. | 5e acc. 33 ans. Bassin normal. | » |
| 10 | 34-51 2805 | M. | Bassin normal. | » |
| 11 | 41-59 4400 | M. | Primipare. Bassin normal. | Rupture de la deuxième vertèbre thoracique. Lésion du grand pectoral et du sterno-cléido-mastoïdien. |
| 12 | 31-45 1722 | ? | Primip. 26 ans, Conj. ext., 20,6. | Rupture de la quatrième vertèbre cervicale et de la troisième vertèbre cervicale. Lésion du muscle grand pectoral. |
| 13 | 3537 | F. | 2e acc. 38 ans. Bassin normal. | Fracture de la clavicule et de l'humérus droit. Lésion du muscle sterno-cléido-mastoïdien. |
| 14 | Avant terme. | F. | 4e accouchem. | Epanchement sanguin dans la cavité abdominale. |
| 15 | 3722 | M. | 2e accouchem. Bassin normal. | » |
| 16 | 3292 | M. | 2e accouchem. Conj. diag. 11,2. | » |
| 17 | 32-67,5 1715 | M. | » | Décollement de l'épiphyse de l'occipital et de l'articulation de l'épiphyse de la tête de l'humérus. Lésion du grand pectoral et du sterno-cléido-mastoïdien. Epanchement sanguin dans les muscles du cou. |
| 18 | 41-60 4885 | F. | 4e accouchem. Bassin normal. | Rupture de la quatrième vertèbre du cou. Lésion du petit pectoral. Fracture de l'humérus. |

| NUMÉROS. | LONGUEUR ET POIDS DE L'ENFANT. | SEXE. | BASSIN DE LA MÈRE. | LÉSIONS. |
|---|---|---|---|---|
| 19 | 41-58 3110 | F. | 2e acc. 25 ans. Conj. ext., 20,5. | Rupture de la troisième vertèbre du cou. Décollement de l'épiphyse de la clavicule. Lésion du grand pectoral. |
| 20 | 36-54 3925 | F. | 3e accouchem. Conj. vrai, 8,7. | Dépression du pariétal. Fracture de la clavicule avec décollement de l'épiphyse. Lésion du grand dorsal. |
| 21 | 35-50 | F. | Primipare. Conj. ext., 18. Conj.diag.10,5. | » |
| 22 | 28-44 1993 | M. | » | Disjonction légère de l'occipital d'avec l'articulation. |
| 23 | 28-44 ? | M. | » | Epanchement sanguin dans les muscles de la poitrine. Lésion du muscle sterno-cléido-mastoïdien. |
| 24 | 25-37 1045 | » | » | Lésion du sterno-cléido-mastoïdien. |
| 25 | 26-40 1286 | » | » | |
| 26 | 26-40 1400 | » | » | » |
| 27 | 45-62 3430 | M. | » | *Hydrocéphale.* Rupture de la colonne vertébrale (troisième et quatrième vertèbre cervicale). Décollement de l'épiphyse de l'articulation de l'occipital d'avec la partie articulaire. Diastase de la symphyse de la mâchoire inférieure. Déchirure de la peau à l'angle de la bouche, ainsi que dans la muqueuse du pharynx. Rupture des muscles génio-glosses. |
| 28 | 3165 | M. | Primipare Conj ext., 18. Conj. diag., 11. | Dépression du pariétal droit. Fissure. |
| 29 | 35-52 3307 | M. | Primipare. Conj. diag., 10. | Décollement de l'apophyse de l'occipital dans l'articulation. Rupture de la huitième vertèbre Diastase de l'articulation sacro-iliaque. |
| 30 | 33,5-48,5 2335 | » | » | » |
| 31 | 34-51 3363 | M. | Primipare. | » |
| 32 | 35-32 2985 | M. | » | » |
| 33 | 36-51,5 3420 | M. | Conj. vrai, 7. | Rupture de la symphyse sacro-iliaque. |
| 34 | 32-49 2608 | M. | » | Décollement de l'apophyse entre l'occipital et la portion basilaire. Epanchement sanguin dans la cavité abdominale. |

| NUMÉROS. | LONGUEUR ET POIDS DE L'ENFANT. | SEXE. | BASSIN DE LA MÈRE. | LÉSIONS. |
|---|---|---|---|---|
| 35 | 34-50,5 2520 | » | » | » |
| 36 | 24-35 990 | M. | » | Épanchement de sang dans la cavité abdominale. Rupture de la colonne vertébrale (troisième vertèbre dorsale). |
| 37 | 37 56 3900 | M. | » | » |
| 38 | 31-46 1780 | » | » | Lésion des muscles du cou. |
| 39 | 36-54 3240 | M. | » | Epanchement sanguin dans la cavité abdominale. Décollement des apophyses entre l'os occipital et l'apophyse basilaire. Rupture de la symphyse sacro-iliaque. |
| 40 | Hyd. sang. 1715 | M. | » | Fracture du fémur. Déchirure des muscles de la cuisse. |
| 41 | 35-54 3800 | M. | Conj diag.10,4. | Fracture de l'humérus droit, de la clavicule. |
| 42 | 34-51 3000 | » | » | Epanchement dans la cavité abdominale. |
| 43 | 25 juill. 1870. Enfant de 38 semaines. | M. | 2e accouchem. Conj. ext., 14. | Fracture de l'humérus droit. |
| 44 | 7 avril 1870. 34-13 3430 | M. | » | Fracture de l'humérus droit. Fracture de la mâchoire, à droite à partir de l'angle de la bouche, plaie cutanée de 4 centimètres de long. Déchirure des parties molles à l'intérieur de la bouche jusqu'à la voûte du palais. Langue presque complétement détachée d'un côté. |

TABLEAU II. *Lésions dans la présentation de l'extrémité pelvienne.*

| NUMÉROS. | LONGUEUR ET POIDS DE L'ENFANT. | SEXE. | PROPORTIONS DU BASSIN. | LÉSIONS. |
|---|---|---|---|---|
| 1 | 36-52 | M. | 3e accouchem. 35 ans. Bassin normal. | Fracture du frontal. |
| 2 | Hydrocéph. Hyd. sang. | F. | Primip. 23 ans. Bassin normal. | » |

| NUMEROS. | LONGUEUR ET POIDS DE L'ENFANT. | SEXE. | PROPORTIONS DU BASSIN. | LÉSIONS. |
|---|---|---|---|---|
| 3 | Hyd. sang. | F. | 6e acc. facile. | » |
| 4 | 30-45 | F. | 8e accouchem. Conj. ext., 20. | » |
| 5 | 34-45 2575 gr. | F. | 2e accouchem. Conj. ext., 20. | » |
| 6 | 26-32 | F. | 5e accouchem. Bassin normal. | » |
| 7 | » | F. | ? | Hæmatome des grandes lèvres. Fracture du fémur. |
| 8 | 29-42 2000 gr. | M. | 3e acc. 32 ans. Conj. ext., 21. | » |
| 9 | 30-44 | M. | 9e acc. 38 ans. Bassin normal. | Epanchement sanguin dans la cavité abdominale. |
| 10 | 35 925 | M. | Primipare. Conj. ext., 19. | Rupture de la quatrième vertèbre dorsale. |
| 11 | Hyd. sang. 2355 | M. | 10e acc. 44 ans. | » |
| 12 | 22-34 655 | M | » | » |
| 13 | 3106 | M. | Primip. 22 ans. Bassin normal. | » |
| 14 | 3005 | F. | Primipare. | |
| 15 | Hyd. sang. 27-40 1650 | M. | Bassin normal. | |
| 16 | 34-49 3370 | F. | 3e acc. 36 ans. Bassin rétréci. | Lésion du sterno-cléido-mastoïdien droit. Epanchement sanguin dans la cavité abdominale. |
| 17 | 29-41 Hyd. sang. | F. | 3e acc. 28 ans. | » |
| 18 | 3845 | F. | 2e acc. 32 ans. | » |
| 19 | Hydrocéph. 34-49 1840 | M. | Acc. facile. | Epanchement de sang dans la cavité abdominale. Extravasat. sanguin, dans le plexus pampiniforme. |
| 20 | 34-51 2800 | M | 3e acc. 27 ans. Bassin normal. | Lésion du sterno-cléido-mastoïdien. |
| 21 | 32-49 2415 | M. | 6e acc. 35 ans. Conj. ext., 18,2. | Séparation de l'occipital dans la partie articulaire. Lésion du sterno-cléido-mastoïdien et du grand pectoral. |
| 22 | 39-50,5 3450 | F. | Primip. 35 ans. Conj. ext., 20,5. | Séparation de l'occipital dans la partie articulaire. Fracture de la clavicule. |
| 23 | 36-51 | F. | 4e accouchem. Conj.ext.,17,5. Conj.diag.10,5. | Rupture de la suture entre le temporal et le pariétal. Fracture s'étendant dans la direction de l'écaille de l'occipital. Céphalæmatome sur le pariétal droit. |
| 24 | Hydrocéph. 42 3910 | M. | » | Rupture de la colonne vertébrale (première vertèbre thoracique). Epanchement de sang dans la cavité abdominale. Muscle sterno-cléido-mastoïdien déchiré. |

| NUMÉROS. | LONGUEUR ET POIDS DE L'ENFANT. | SEXE. | PROPORTIONS DU BASSIN. | LESIONS. |
|---|---|---|---|---|
| 25 | 37-55 3300 | F. | Conj. vrai, 9,75. | » |
| 26 | 29-43 2217 | F. | » | Extravasation sanguine dans le muscle sterno-cléido-mastoïdien. |
| 27 | 32-47 2675 | F. | Conj. ext., 18,8. Conj. diag 10,8. | Epanchement sanguin dans la cavité abdominale. Rupture de la première vertèbre cervicale. |
| 28 | 60,5-46 2106 | M. | » | Lésion du sterno-cléido-mastoïdien. |
| 29 | 35-53,5 2150 | M. | » | Décollement de l'apophyse de l'occipital et de la partie basilaire. Rupture du sinus transversal. Lésion du sterno-cléido-mastoïdien. |

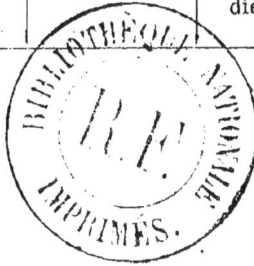

Paris. — Typographie A. Hennuyer, rue d'Arcet, 7.

www.ingramcontent.com/pod-product-compliance
Lightning Source LLC
Chambersburg PA
CBHW050429210326
41520CB00019B/5859